TRAITÉ PRATIQUE

DES

MALADIES BLENNORRHAGIQUES,

PAR LE DOCTEUR TRIFET,

Ancien Interne en Médecine et en Chirurgie des Hôpitaux de Paris,
Lauréat de la Faculté de Médecine de la même ville,
Professeur particulier d'anatomie, le pathologie
et de clinique chirurgicales, élève
de l'École pratique, etc.

PRIX : 50 CENTIMES.

PARIS.

CHEZ L'AUTEUR,

Rue Hauteville, 18 *bis.*

1846

TRAITÉ PRATIQUE

DES

MALADIES BLENNORRHAGIQUES,

PAR LE DOCTEUR TRIFET,

Ancien Interne en Médecine et en Chirurgie des Hôpitaux de Paris, Lauréat de la Faculté de Médecine de la même ville, Professeur particulier d'anatomie, de pathologie et de clinique chirurgicales, Élève de l'École pratique, etc.

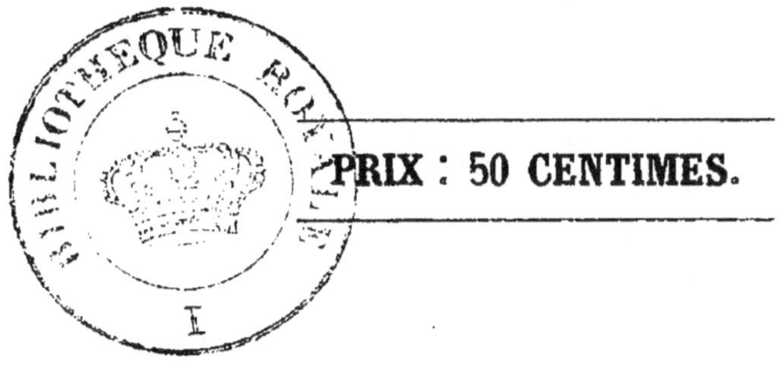

PRIX : 50 CENTIMES.

PARIS.

CHEZ L'AUTEUR,

RUE HAUTEVILLE, 18 *bis*.

1846

A. GUYOT, Imprimeur du Roi,
35, rue Neuve-des-Petits Champs.

AVANT-PROPOS.

Cette brochure n'est qu'un extrait d'un ouvrage important, auquel je travaille depuis plus de quatre ans, et que je devais publier depuis long-temps. Lorsque, à la suite d'un concours qui eut lieu en 1842, je fus nommé chirurgien interne des hôpitaux de Paris, je crus que je pourrais puiser à cette source beaucoup de faits, et je retardai l'impression de mon ouvrage. Depuis, une foule de circonstances sont venues m'empêcher de mettre mon œuvre au jour; d'abord, plusieurs questions me paraissaient obscures, et je croyais que la pratique des hôpitaux pourrait seule me les éclaircir. Au nombre de ces questions, il en est deux qui ont attiré mon attention d'une manière particulière : quelle est la cause des rétrécissemens de l'urèthre ? Quels sont les meilleurs moyens de les prévenir ? Les injections astringentes, et particulièrement les injections de nitrate d'argent, produisent-elle des rétrécissemens, ou bien les préviennent-elles? Une personne peut-elle être atteinte plusieurs fois d'une infection syphilitique, ou bien une première infection met-elle à l'abri d'une seconde? Telles sont les questions qui n'étaient pas bien évidentes pour moi, et sur la solution desquelles les auteurs ne sont pas encore d'accord aujourd'hui. Pour moi, je dois dire, par anticipation, que mon opinion est bien et justement arrêtée, maintenant, là-dessus. Si je ne publie pas encore mon ouvrage complet sur les maladies vénériennes, ce n'est pas qu'il ne puisse être bientôt terminé, mais c'est que, depuis plusieurs années, cette branche de l'art de guérir a été indignement exploitée par quelques personnes peu recommandables, et que la crainte d'être confondu avec elles m'a empêché de mettre au jour un ouvrage qui aurait pu rendre des services à la science et à l'humanité. D'ailleurs, je travaille toujours avec ardeur à éclaircir cette branche de la médecine, sur laquelle on a tant parlé, et sur laquelle on a dit fort peu de choses de bon et d'utile aux malades.

Dans mon Ouvrage, je parlerai souvent de M. Ricord, parce que j'ai long-temps suivi sa clinique, à l'hôpital du Midi, et qu'il est, à mon avis, l'homme le plus éclairé sur cette matière.

INTRODUCTION.

MALADIES VÉNÉRIENNES.

La plupart des auteurs définissent les maladies vénériennes des maladies éminemment contagieuses, affectant des parties saines mises en contact avec des parties malades, ou bien encore, des maladies résultant du contact des organes génitaux sains d'une personne avec les organes génitaux ulcérés ou enflammés d'une autre malade.

Je préfère la définition de M. Ricord qui appelle maladies vénériennes, toutes celles qui résultent des rapports sexuels. Puis nous diviserons avec lui ces maladies en deux ordres :

1° Les maladies blennorrhagiques ou non virulentes;

2° Les maladies syphilitiques ou virulentes.

Les premières peuvent se développer entre des organes sains, sans qu'il y ait la moindre cause virulente.

Les secondes ne peuvent se développer que par un virus spécifique, et jamais entre deux individus parfaitement sains.

Je ne parlerai dans cet article que du premier ordre de ces maladies, et seulement de la blennorrhagie uréthrale chez l'homme, qui est la plus fréquente. Je publierai successivement, dans d'autres ouvrages, l'histoire complète des maladies vénériennes.

TRAITÉ PRATIQUE

DES

MALADIES BLENNORRHAGIQUES.

DE LA BLENNORRHAGIE URÉTHRALE.

Uréthrite, chaude-pisse, écoulement, ardeur, échauffement, échauffaison, gonorrhée, goutte-militaire, etc.

On désigne ainsi l'inflammation, avec écoulement puriforme, de la membrane muqueuse du canal de l'urèthre. Cette affection est caractérisée par un écoulement muqueux, puriforme, plus ou moins abondant, venant du canal de l'urèthre, avec sentiment plus ou moins vif de chaleur et de cuisson douloureuse dans ce conduit, surtout pendant l'émission des urines.

Cette maladie est commune à l'homme et à la femme. Je ne traiterai particulièrement ici que de la partie qui concerne l'homme.

Causes.

C'est ordinairement à la suite d'un coït impur que la blennorrhagie se développe, ou même après le simple contact des parties sexuelles de l'homme avec des parties de la femme affectée d'écoulement blennorrhagique. Mais il ne faut pas croire que la matière d'un écoulement spécifique soit indispensable pour produire cette maladie. Il est maintenant prouvé que beaucoup d'autres causes peuvent faire naître une blennorrhagie dont les phénomènes sont en tout semblables à ceux de la contagion ordinaire.

Les écoulemens blennorrhagiques, chez la femme, ne sont donc point les seules causes capables de propager cette affection chez l'homme. Les fleurs blanches, le catarrhe utérin, la menstruation, la grossesse y contribuent pour beaucoup. Il y a des hommes qui sont tellement impressionnables, qu'ils coulent chaque fois qu'ils voient leurs femmes pendant l'époque menstruelle.

Enfin le coït le plus pur, le plus normal, est une source fréquente de blennorrhagie lorsqu'il est trop répété et trop difficile comme dans les premières approches. Ainsi l'on a vu des relations entre deux individus, dont les parties génitales étaient parfaitement saines, produire chez l'un des deux seulement, ou chez l'un et l'autre à la fois, une blennorrhagie parfaitement bien caractérisée.

Il y a des individus qui coulent, pour ainsi dire, naturellement, à la moindre cause. Chose singulière! il paraît y avoir une espèce d'*acclimatement* entre deux individus; ainsi, on voit assez fréquemment une femme donner la chaude-pisse à ses amans et ne rien donner à son mari qui s'est acclimaté à ses secrétions.

L'usage immodéré des asperges et celui de la bière, surtout quand elle est nouvelle et qu'on en boit avec excès, l'abus des liqueurs alcooliques et excitantes, les exercices violens, le cheval, la masturbation, le coït trop fréquent, les agens mécaniques, tels que les calculs, les sondes, les injections irritantes, etc.; peuvent également produire l'affection qui nous occupe (1).

Je dirai encore, avant de terminer l'énumération des causes, que sous l'influence seule d'une infection syphilitique (ou d'une vérole

---

(1) Il est assez fréquent de voir des blennorrhagies bénignes ou chroniques devenir accidentellement sur-aiguës par suite d'injections irritantes pratiquées dans un but de guérison.

ancienne, mal traitée, ou non guérie) on voit, chez quelques individus, se développer un écoulement blennorrhagique.

Enfin je ne parlerai point des blennorragies de cause syphilitique (produites par un chancre dans le canal de l'urèthre), lesquelles sont éminemment contagieuses et susceptibles, lorsqu'elles sont abandonnées à elles-mêmes, ou traitées seulement comme affections blennorrhagiques, de faire naître la syphilis confirmée ou constitutionnelle. Je renvoie l'étude de ces dernières avec celles des affections syphilitiques, proprement dites, dont elles ne diffèrent sous aucun point de vue.

Lorsque la blennorrhagie est la suite d'une contagion, elle est produite par l'application du muco-pus de la femme malade dans le canal de l'urèthre.

Il paraît certain que le muco-pus pénètre pendant l'érection, au moment où le canal est tendu, où les lèvres du méat urinaire sont ouvertes. Pendant le mouvement de va et vient, il s'introduit dans l'urèthre, et c'est avant l'éjaculation qu'il agit comme cause blennorrhagique. De sorte qu'une forte éjaculation peut agir comme cause prophylactique en nettoyant le canal.

Symptômes.

La blennorrhagie contagieuse se manifeste ordinairement du deuxième au huitième jour, à dater de l'instant où l'on a eu commerce avec une personne infectée. Dans quelques cas, extrêmement rares, elle ne paraît qu'au bout de quinze ou vingt jours.

Le premier phénomène qui annonce cette maladie est une sensation de chatouillement et de constriction à l'extrémité de la verge, si peu considérable d'abord, qu'elle est plutôt agréable que pénible, et occasionne souvent des désirs plus vifs et plus séduisans qu'à l'ordinaire; c'est un prurit qui cache la douleur, comme le dit M. Ricord, c'est la feuille de la rose qui cache une épine. Cette faible excitation augmente progressivement et devient bientôt très-incommode. Alors le méat urinaire rougit, se gonfle, ses lèvres sont collées par une mucosité peu consistante, qui suinte de l'intérieur du canal. Bientôt, la secrétion augmente; d'abord muqueuse, elle ne tarde pas à se troubler et à constituer un véritable écoulement de muco-pus, ou même de pus, d'abord grisâtre, puis jaune,

puis jaune-verdâtre; enfin il prend une couleur sanguinolente. Le gland est alors douloureux, surtout vers la fosse naviculaire, où le
malade éprouve, quand il urine, une sensation très-douloureuse (chaude-pisse) qui peut
être comparée à la piqûre d'un millier d'épin-
gles. De fréquens besoins d'uriner se font sen-
tir, et chaque fois que le malade y satisfait, il
éprouve un accroissement de la douleur qui
finit par devenir brûlante et presque intoléra-
ble. Quand il y a des ulcérations, la douleur
est si vive, que les malades la caractérisent naï-
vement, en disant qu'ils pissent des lames de
rasoir. Plus un individu a eu antérieurement
de blennorrhagies, moins il est exposé à éprou-
ver ces douleurs.

Ordinairement bornée à la fosse naviculaire,
la maladie peut occuper successivement ou
d'emblée :

1° La région bulbeuse;
2° La région périnéale;
3° La région prostatique.

Dans ce dernier cas, la douleur est plus
profonde et plus vive; le besoin d'uriner est
plus fréquent; la défécation est pénible; enfin,
sans être encore malades, les testicules et les

régions inguinales deviennent sensibles. Il peut y avoir une réaction générale, de la fièvre, etc.

On observe aussi de la perversion dans l'urine, qui est rare, chaude et plus riche en principes salins. Le gonflement des tissus, diminuant le calibre de l'urèthre, il peut y avoir dysurie, et même rétention complète des urines (1). L'excitation de la verge, augmentée la nuit par la chaleur du lit, amène l'érection ; alors l'urèthre, qui a perdu sa souplesse et son élasticité, ne pouvant plus suivre dans leur développement les corps caverneux, s'incline en arc de cercle, et devient d'autant plus douloureux que l'inflammation est plus intense. Ce phénomène constitue ce que l'on appelle la *chaude-pisse cordée*.

Aux douleurs de l'érection s'ajoutent celles qu'amène la difficulté d'éjaculer. Cette inflammation excite et produit des pollutions nocturnes très-douloureuses.

Quinze jours, trois semaines, suffisent ordi-

---

(1) La sortie des urines, qui ne se fait plus que goutte à goutte ou par un filet très-délié, est parfois précédée ou suivie de l'expulsion d'une certaine quantité de sang pur et vermeil.

nairement pour éteindre l'état aigu ; mais quelquefois, surtout si le traitement est mal dirigé, elle peut se prolonger trois ou quatre mois, pendant lesquels on souffre beaucoup.

Période de déclin.

La douleur en pissant devient de moins en moins forte ; peu à peu l'écoulement diminue et devient de moins en moins foncé en couleur. Alors la maladie reste stationnaire.

La période de déclin de la chaude-pisse est ordinairement le début de l'*état chronique* ou *blennorrhée*, dans lequel l'écoulement purulent a beaucoup plus de tendance à passer à l'état aigu qu'à s'éteindre complètement.

Enfin l'*écoulement muqueux* (goutte-militaire) succède à la *blennorrhée*.

Terminaison.

Tous ces écoulemens peuvent, en définitif, se terminer *suâ sponte*, d'eux-mêmes, sans faire de traitement ; mais c'est le cas le plus rare. Ordinairement la maladie persiste jusqu'à ce qu'un traitement bien dirigé soit venu en triompher.

Diagnostic.

Rien de plus facile que de reconnaître une blennorrhagie uréthrale : la pression sur le canal, d'arrière en avant, les taches du linge, ne laissent aucune incertitude sur la nature de cette affection.

Il importe de bien distinguer les trois principales périodes de la blennorrhagie :

1° L'état aigu (*chaude-pisse*);

2° L'état chronique (*gonorrhée*);

3° L'état muqueux (*goutte-militaire*).

Dans la première période, le malade ressent de la douleur pendant l'émission des urines et pendant les érections.

Dans la seconde, il n'y a plus de douleur que pendant les érections.

Dans la troisième, les douleurs ont complètement disparu.

Pronostic.

Moins la blennorrhagie a duré, moins elle est profonde et moins elle est grave. Plus elle sera récente, plus elle sera facile à guérir; aussi ne faut-il pas lui laisser prendre un droit de domicile, mais l'expulser avant qu'elle ait jeté son ancre.

Traitement.

PROPHYLAXIE. — Pour se mettre à l'abri de la blennorrhagie, il ne faut pas avoir de rapports avec les femmes trop humides, ni avec celles qui ont leurs règles ou qui sont enceintes.

Il ne faut point trop répéter le coït, ni le prolonger. Comme le dit M. Ricord, il faut être égoïste, le faire pour soi-même et non pour la personne avec laquelle on a des rapports.

Si l'on avait soin de se laver avec de l'eau simple, et de pisser immédiatement après le coït, on attrapperait rarement la blennorrhagie.

Je repousse les injections avec l'eau chlorurée ou acidulée, ainsi que les bains tièdes ; ces moyens, loin de prévenir la maladie, en favorisent singulièrement le développement.

Enfin, il est un moyen que la morale et la religion réprouvent également, et qui cependant met à l'abri de l'infection blennorrhagique : c'est le condom (ruban). Il ne doit pas avoir servi, et la personne qui en fait usage doit s'assurer de son intégrité, en y mettant de l'eau, ou en l'insufflant.

TRAITEMENT ABORTIF. — C'est le plus important. Du moment où l'on voit paraître les premiers symptômes, même avant l'apparition de l'écoulement, il faut avoir recours aux anti-blennorrhagiques : cubèbe, copahu, térébenthine, etc. Ne pas faire d'injections, parce que, dans le cas où l'on se tromperait, l'injection pourrait devenir la cause excitante d'un écoulement qui ne se serait pas manifesté. Mais dès que l'écoulement se montre, n'attendez pas qu'il se développe, pour peu qu'il n'y ait pas trop de douleurs, pendant l'émission des urines, faites le traitement anti-blennorrhagique : cubèbe, copahu, injections, etc. Les quatre cinquièmes des maladies prises dans la période de début, guérissent dans l'espace de huit ou dix jours. Ainsi, on peut demander au malade : *souffrez-vous en pissant?* s'il répond : *oui*, il faut conseiller le traitement antiphlogistique ; s'il répond : *non*, le traitement anti-blennorrhagique.

Dans la période de début, nous employons ordinairement les injections de nitrate d'argent, à la dose de 20 centigrammes pour 3o grammes d'eau distillée. Pour qu'il ne s'altère pas, il faut avoir soin de faire mettre ce liquide dans une fiole noire, et se servir d'une seringue en verre, pour faire l'injection.

On fait placer le malade sur le bord d'un siége, la verge relevée et, comme le dirait M. Ricord, faisant avec l'horizon un angle de quarante-cinq degrés; il faut que la seringue soit bien parallèle à l'axe du canal. On recommande au malade de fermer les lèvres de l'orifice avec les doigts; puis, par un mouvement doux, on injecte lentement, sans secousse. Il faut que l'injection parcourre tout le canal. Elle doit être retenue pendant une minute, et renouvelée tous les deux ou trois jours, suivant l'effet produit; une seringuée, ou une demi chaque fois, suivant la capacité du canal.

Quand l'injection a piqué, a causé une assez forte douleur, a donné un écoulement sanguinolent, elle produit de bons résultats. S'il n'y avait pas de douleur, il faudrait augmenter la dose et la porter successivement à 40, 50, 60, 80 centigrammes et même un gramme pour trente grammes d'eau distillée.

En même temps on fait prendre vingt ou trente grammes de poivre cubèbe, dix à quinze grammes de baume de copahu. Il faut prolonger le traitement interne pendant trois ou quatre jours après la guérison ; puis diminuer les doses, pendant cinq ou six jours. Le malade se trouve alors hors de danger, et l'on peut alors abandonner le régime et la continence qu'on lui avait prescrits.

TRAITEMENT DE LA PÉRIODE AIGUË. — Quand la maladie a passé à l'état aigu, il faut employer le traitement anti-phlogistique, qui doit être suivi ainsi que nous allons le dire :

On fait appliquer vingt ou trente sangsues au périnée. On prescrit des boissons délayantes et mucilagineuses, propres à calmer la disposition inflammatoire, tant en agissant par la voie de la circulation générale, qu'en faisant perdre aux urines, en les étendant, une âcreté qui ne manquerait pas d'amener l'irritation du canal de l'urèthre. L'orge, la graine de lin, la mauve, la guimauve, le chiendent, l'émulsion d'amandes douces, le petit lait, les sirops d'orgeat, de groseilles, sont les boissons les plus employées. Le malade peut choisir, dans ces boissons, celles qu'il trouvera le plus de son goût ; il est même bon qu'il en change souvent, afin de ne pas s'en dégoûter ; car le principal mérite de ces boissons c'est d'introduire une grande quantité de liquide dans l'économie. Les alimens doivent être légers et raffraîchissans : viandes blanches, bouillies ou rôties, végétaux herbacés, laitages, fruits cuits, potages, le tout très-peu assaisonné. Le vin pur, le café, l'eau-de-vie et toutes les liqueurs alcooliques doivent être proscrits avec sévérité. Le malade peut se livrer à ses occupations journalières, mais avec modération. Il doit porter un suspensoir bien fait. Il faut repousser toute idée lubrique, la société des femmes et surtout le coït, qui ne ferait qu'accroître la violence des symptômes. La course, la danse l'équitation, doivent également être interdits. Lorsque la blennorrhagie est très-inflammatoire, il faut insister davantage sur le régime, faire prendre au malade des bains entiers prolongés, des bains de siége, des lavemens ; on applique des cataplasmes sur le périnée, et l'on tient le malade au repos absolu. L'on est quelquefois obligé, dans les cas de réaction intense, de pratiquer une saignée du bras, de faire prendre de l'opium à l'intérieur et en lavemens.

Enfin les érections sont quelquefois si douloureuses, que le patient est obligé de se lever la nuit, de se coucher à plat ventre par terre, ou de se jeter de l'eau froide sur la verge. Alors il convient de donner des anti-érectiles ; le meilleur, celui qui réussit le mieux, c'est le camphre, administré sous la formule suivante :

Camphre, 3o centigrammes ;
Extrait gommeux d'opium, 5 centig.

On peut encore donner le camphre en lavemens, ainsi qu'il suit :

Camphre, 5o centig.
Jaune d'œuf n° 1 ;
Décoction de tête de pavot, 125 gramm.

Il faut recommander au malade de coucher sur un lit dur, de ne point se charger de couvertures, de faire des applications froides sur la verge et le périnée, de se mettre debout et les pieds nus sur le carreau ou le marbre, d'éloigner de la pensée toute idée lascive, de vider souvent sa vessie (s'il ne peut uriner seul, il faut le sonder ; mais il faut le sonder avec beaucoup de précautions).

Le traitement de la période aiguë doit être continué jusqu'à la période de declin. Alors on a recours au traitement de cette dernière, qui est absolument le même que celui de la période de début. (Voyez *traitement abortif*, page 17.)

Traitement de la période chronique. — Quand la période aiguë fait place à la période de déclin, bien que les érections puissent encore être assez fréquentes et douloureuses, il faut avoir recours aux moyens que l'on peut appeler plus particulièrement anti-blennorrhagiques, diminuer la quantité de boissons et cesser l'usage des bains tièdes, attendu qu'ils ont pour effet, chez beaucoup de sujets, d'entretenir l'écoulement, ou même de le rappeler. L'alimentation du malade doit être substantielle. Alors on commence le traitement interne par le cubèbe et le copahu à hautes doses. Si, au bout de six à huit jours, l'écoulement n'a pas entièrement disparu, il faut, seulement alors, commencer les injections de nitrate d'argent ; car, si on se pressait trop, on pourrait ramener l'état aigu.

Quand la blennorrhagie est arrêtée (coupée), il faut encore continuer le traitement interne, pendant huit ou dix jours, toujours en diminuant les doses ; mais il faut bien se garder de faire encore des injections.

Bien qu'ayant fait ce traitement avec beaucoup d'exactitude, il y a des circonstances, heureusement fort rares, dans lesquelles la maladie persiste opiniâtrement. Dans ce cas, l'écoulement tient à des altérations locales, qui sont le plus souvent, des indurations, des ramollissemens de la muqueuse, des hypertrophies dures, des hypertrophies calleuses, enfin des rétrécissemens.

Quand la persistance est la conséquence d'un état atonique, que l'émission des urines est normale, qu'il y a grosseur, étendue et rectitude du jet, il faut avoir recours aux injections avec le *sulfate de zinc*, ou l'*acétate de plomb*. Les injections avec le *sublimé corrosif*, à la dose de dix centigrammes pour cinquante ou cent grammes d'eau distillée, réussissent fréquemment. On les répète trois ou quatre fois par jour. On peut également employer le *chlorure d'antimoine*, le *chlorure de zinc*, le *cachou*, le *sangdragon*, le *tannin*, le *vin aromatique*, etc.

TRAITEMENT DE LA GOUTTE-MILITAIRE. — Quand il n'y a plus qu'un suintement muqueux, on emploie avec beaucoup de succès les injections de vin de Bordeaux, avec parties égales d'eau de roses. L'écoulement s'éteint graduellement, sans augmenter ni diminuer brusquement, comme quand on emploie le nitrate d'argent. Si, au bout de trois ou quatre jours, on n'a rien produit, il faut y ajouter vingt centigrammes de sulfate d'alumine et de potasse ; si c'est insuffisant, on ajoute cinquante centigrammes d'extrait de ratanhia ; si on ne réussit pas encore, on augmente la dose d'alun et d'extrait de ratanhia.

Une injection qui nous a donné de beaux résultats, c'est le proto-ïodure de fer, à la dose de 20, 30, 40, 50 et 80 centigrammes pour 125 grammes d'eau distillée.

Il est rare que cette médication ne vienne point à bout de triompher de tous les écoulemens muqueux ; je dirai même que de tous les malades qui sont venus à ma consultation cette année, je n'en ai pas un qui ait résisté à ces moyens. Cependant s'il arrivait que l'écoulement se montrât rebelle à toute cette médication, il ne faudrait point se tenir pour battu ; car nous possédons encore d'autres ressources qui ne manqueraient pas d'en triompher.

La cautérisation superficielle avec le nitrate

d'argent solide peut rendre de grands services dans ces cas désespérés. Quand l'écoulement dure depuis six mois, un an et plus, on peut en conclure que c'est la partie postérieure de l'urèthre, et même le prostate, qui sont malades. Dans ces circonstances, on doit se servir du porte-caustique de M. Lallemand, le plus simple et le plus facile à manier de tous. Cet instrument, enduit d'un corps gras, est enfoncé dans le canal jusque dans la région prostatique, et, mettant sa cuvette à découvert, on le retire avec lenteur, en lui faisant exécuter des mouvemens de rotation. Les malades souffrent, l'écoulement augmente; mais au bout de trois jours, tout a disparu. Ordinairement une seule cautérisation suffit; quand il faut en faire plusieurs, on laisse cinq à six jours d'intervalle, et l'on arrive ainsi à une guérison certaine et rapide.

On réussit encore très-souvent en passant dans l'urèthre une bougie enduite d'une pommade au calomel, ou au nitrate d'argent :

Calomel, 2 grammes.	Nitrate d'argent cristallisé, 1 gramme.
Cérat opiacé, 30 grammes.	Extrait d'opium, 50 centigrammes.
	Axonge, 30 grammes.

Une mèche de linge, sèche et effilée, introduite dans l'urèthre et laissée pendant quelques heures, a souvent produit d'heureux résultats à **M. Ricord**.

Lorsque la saison le permet, on peut faire prendre au malade des bains froids, surtout des bains de mer; on en a souvent retiré de bons avantages.

Il n'est pas rare de rencontrer des blennorrhées qui, après avoir résisté à un traitement long et varié, disparaissent d'elles-mêmes lorsque le malade se livre à des excès de table dont il s'était privé depuis long-temps.

Les rapports sexuels sont quelquefois un excellent moyen; mais il faut en user avec modération, et seulement quand il n'y a plus qu'un suintement muqueux. Il faut en outre que la personne avec laquelle on a des rapports ne soit pas infectée, car, alors, le malade pourrait contracter une seconde maladie qui, loin de faire disparaître la première, en serait une complication souvent beaucoup plus redoutable que la maladie primitive. « Que le coït soit légal ou non, cela ne re- « garde pas le médecin; toutefois, j'aime « mieux le conseiller que la masturbation, « bien que celle-ci ait été préconisée par un « homme très-recommandable. (Ricord, clin. « ch. de l'hôp. des Vénériens.) »

Les vésicatoires ont quelquefois réussi dans des cas opiniâtres, surtout lorsqu'il existe des complications herpétiques, eczémateuses. C'est un moyen auquel il ne faut avoir recours que lorsque tous les autres ont échoué.

Il ne faut jamais employer le mercure, à l'intérieur, pour combattre les maladies blennorrhagiques.

Les Injections produisent-elles des rétrécissemens ?

Maintenant, disons un mot sur les injections astringentes, et particulièrement sur les injections de nitrate d'argent à hautes doses. Quelques chirurgiens leur ont reproché, et leur reprochent encore de produire des rétrécissemens. Je me range de l'avis de ceux qui croient à leur innocence, et de plus, j'ai l'intime conviction que, loin de produire des rétrécissemens, c'est lé meilleur moyen pour les prévenir. Cette année, j'ai constamment eu dans mon service, à l'hôpital de la Pitié, un très-grand nombre de malades atteints de rétrécissemens du canal de l'urèthre, j'ai pu me convaincre de l'innocence des injections ; car tous ces malades avaient eu des

blennorrhagies quelques années auparavant,
et la plupart n'avait pas fait d'injections. Quel-
ques-uns, à la vérité, en avaient fait, mais
seulement après que la maladie avait duré un
assez long laps de temps. Or, il est bien évi-
dent que la maladie des premiers ne peut
avoir pour cause les injections, puisqu'ils n'en
ont jamais fait. Quant aux seconds, n'est-il
pas plus naturel de mettre sur le compte de la
maladie elle-même ce que l'on attribue aux injections; car pas un de ces malades n'a em-
ployé les injections immédiatement après le
début de sa maladie. D'ailleurs les hommes
qui font avec le plus d'acharnément le procès
du nitrate d'argent ne sont point conséquens
avec eux-mêmes, puisque c'est le moyen qu'ils
emploient pour guérir les rétrécissemens,
Comment comprendre leur raisonnement,
lorsqu'ils vous disent : « Ne faites point d'in-
« jections avec le nitrate d'argent, car vous
« produirez des rétrécissemens »; et puis, plus
loin, ils ajoutent : « Le meilleur traitement pour
« guérir les rétrécissemens est, sans contre-
« dit, la cautérisation à l'aide du nitrate d'ar-
« gent. » Evidemment ces messieurs se sont
prononcés trop légèrement, et je ne doute

point de voir bientôt lever l'anathême qu'ils ont lancé contre ce médicament précieux. Quant à moi, l'expérience m'a entièrement convaincu et prouvé l'efficacité de ce médicament ; car tous les malades que j'ai interrogé, qui ont eu des blennorrhagies et qui ont fait un traitement bien dirigé, n'ont point eu de rétrécissement ; tandis qu'au contraire tous ceux qui ont été atteints de cette cruelle affection m'ont avoué n'avoir point faitde traitement, ou, du moins, n'avoir fait qu'un traitement bien tardif.

D'où je conclus que pour éviter les rétrécissemens, il faut se débarrasser des écoulemens le plus tôt possible, et ne point craindre les injections, puisque ce sont elles qui abrègent le traitement.

Mode d'action du cubèbe et du copahu. — Quant au cubèbe et au copahu, pour avoir une action efficace, il faut qu'ils soient absorbés, qu'ils passent dans le torrent de la circulation et qu'ils arrivent dans les urines, qui doivent en porter le principe et l'odeur. Il paraît que ces substances n'ont d'action curative que sur les organes urinaires, avec lesquels

ils sont en contact. Ainsi, j'ai donné des soins
à un individu qui avait, en même temps, une
blennorrhagie et une déchirure de l'urèthre ;
la partie de ce conduit qui était parcourue par
l'urine s'est rapidement guérie sous l'influence
du copahu, tandis que la partie antérieure de
la verge ne s'est point amendée sous l'influence
de ce médicament. Aussi ces substances ne
peuvent réussir que dans les cas de blennorrhagies uréthrales ; tandis que leur action est
complètement inefficace pour la guérison des
écoulemens vaginaux et des fleurs blanches.
Cela n'empêche pas de voir, tous les jours, af-
fiché sur les murs de Paris : *capsules au baume
de copahu, contre les fleurs blanches, les écoulemens leucorrhoïques, etc. !!!*

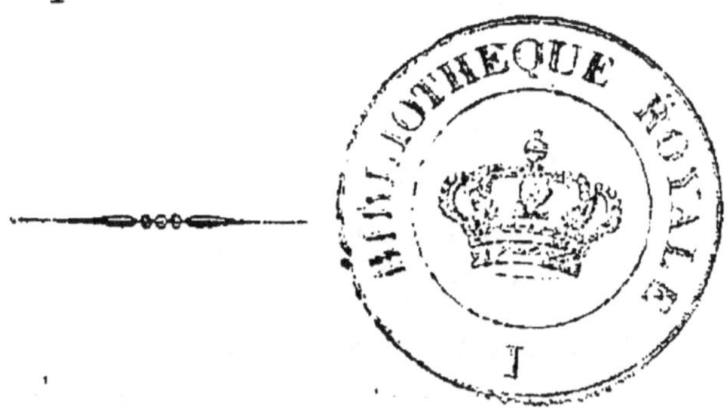

TABLE DES MATIÈRES.

FIN.

www.ingramcontent.com/pod-product-compliance
Lightning Source LLC
LaVergne TN
LVHW012315050726
842524LV00004B/1421